NOUVEAU SYSTÈME
D'INHALATIONS
ET DE
PULVÉRISATIONS
SULFUREUSES, AROMATIQUES, BALSAMIQUES & ANTISEPTIQUES OZONÉES

APPAREILS DU DOCTEUR HUGUET (DE VARS)
DE LA FACULTÉ DE MÉDECINE DE PARIS, EX-INTERNE DES HOPITAUX
MEMBRE DE LA SOCIÉTÉ FRANÇAISE D'HYGIÈNE
INVENTEUR BREVETÉ S. G. D. G.

Mémoire lu à l'Académie de Médecine de Paris séance du mardi 14 juin 1887.

PARIS
CHEZ DELAHAYE ET LECROSNIER
PLACE DE L'ÉCOLE DE MÉDECINE
ET CHEZ L'AUTEUR
27, RUE DE LONDRES
1887

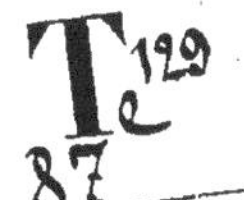

NOUVEAU SYSTÈME

D'INHALATIONS

ET DE

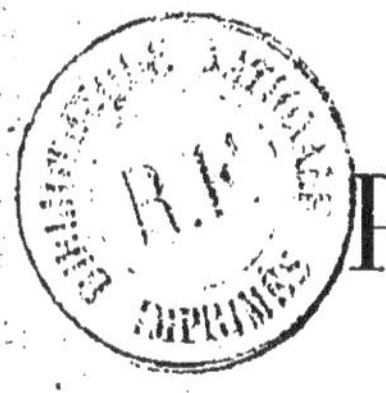

PULVÉRISATIONS

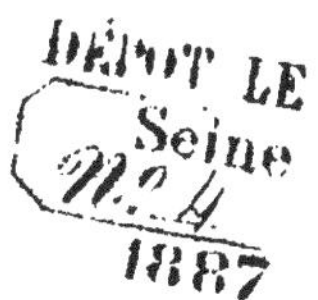

SULFUREUSES, AROMATIQUES, BALSAMIQUES & ANTISEPTIQUES OZONÉES

APPAREILS DU DOCTEUR HUGUET (DE VARS)

DE LA FACULTÉ DE MÉDECINE DE PARIS, EX-INTERNE DES HOPITAUX

MEMBRE DE LA SOCIÉTÉ FRANÇAISE D'HYGIÈNE

INVENTEUR BREVETÉ S. G. D. G.

Mémoire lu à l'Académie de Médecine de Paris séance du mardi 14 juin 1887.

PARIS

CHEZ DELAHAYE ET LECROSNIER

PLACE DE L'ÉCOLE DE MÉDECINE

ET CHEZ L'AUTEUR

27, RUE DE LONDRES

1887

NOUVEAU SYSTÈME

D'INHALATIONS ET DE PULVÉRISATIONS

Messieurs,

A la Séance de l'Académie de Médecine du 8 août 1882, sous la présidence de M. le baron Larrey, M. le professeur Vulpian, après avoir reconnu l'insuffisance des divers agents employés dans le traitement de la fièvre typhoïde, termine son intéressante communication en émettant le vœu de voir les médicaments antizymotiques introduits dans l'Économie et mis en contact direct avec le sang par l'intermédiaire des poumons, sans que cette opération présentât, pour le malade, le moindre inconvénient.

A ce désir du savant et illustre Académicien, je crois avoir répondu d'une façon complète, par la création et la mise en jeu d'appareils inhalateurs spéciaux.

Tout le monde médical et scientifique sait que Priestley, dès sa découverte de l'oxygène, fonda, sur cet agent, les plus belles espérances au point de vue de la Thérapeutique.

On expérimenta beaucoup les inhalations d'oxygène dans les maladies des organes de la respiration, dans la phthisie, particulièrement, et l'on ne tarda pas à remarquer que, non seulement ces inhalations ne répondaient pas toujours aux espérances de ceux qui les ordonnaient ni de ceux qui y étaient soumis, mais que, souvent, au contraire, elles avaient une action trop irritante.

Trousseau et Pidoux n'hésitent pas à déclarer ce qui suit dans leur *Traité de Thérapeutique et de matière médicale*, 8me édition, page 713 : « Dans la phthisie, l'oxygène n'a pas donné autant de bons résultats qu'on l'espérait; il produit un soulagement immédiat, ce qui peut être très précieux, mais de nouvelles exacerbations surviennent, plus intenses, peut-être, que les premières. Ce n'est donc qu'un palliatif dont il faudra se défier ».

Nous avons beaucoup expérimenté les inhalations d'oxygène dans notre pratique médicale, et nous avons, très souvent, aussi remarqué qu'elles amenaient une recrudescence du mal.

C'est alors que nous voyant forcé de renoncer à cette médication, dans le plus grand nombre des cas, nous eûmes l'idée de faire respirer aux malades l'air tel que la nature le fournit : c'està-dire sans rien changer à ses proportions chimiques et en ayant soin de le purifier et de le faire passer dans des récipients contenant des agents antiseptiques appropriés avant de le faire arriver dans les voies respiratoires. Les bons résultats obtenus par cette manière d'opérer nous ont encouragé à persévérer, et bientôt nous eûmes la pensée qu'on pourrait peut-être encore augmenter la puissance des inhalations en ozonant l'air purifié au moyen d'appareils spéciaux dont nous donnons plus loin la description.

Ne voulant pas abuser des précieux instants de l'Académie, je ne reproduirai pas, ici, tous les travaux faits sur l'ozone depuis sa découverte par le physicien Van Marum, en 1783. Je rappellerai, seulement, qu'il a été étudié, en France, par le baron Arnould Thénard, par Houzeau, par Hautefeuille, par David, par Chapuis, par Troost, par Berthelot, par Würtz et Maîche : on sait que, en Allemagne, Ebermayer a fait beaucoup de travaux sur l'ozone au point de vue de l'hygiène.

Il est bon, cependant, de rappeler ce que dit M. Frémy, à ce sujet, dans son *Encyclopédie*, page 66, tome II :

« En se fondant sur les propriétés oxydantes de l'ozone, on a supposé que ce gaz pourrait jouer, dans la nature, un rôle important qui consisterait à détruire les produits volatils se dégageant, pendant la putréfaction, des matières organiques azotées, ainsi que les germes auxquels on attribue certaines maladies épidémiques. »

Les expériences de M. Schœnbein ont montré que l'air contenant $\frac{1}{16000}$ de son volume d'ozone, est capable de désinfecter 540 fois son volume d'air chargé d'émanations de chairs putréfiées. (*Archives de la Société de Genève*, t. XVIII.)

M. Chapuis a entrepris des expériences pour démontrer que l'ozone jouit de la propriété de détruire les germes capables de déterminer la fermentation, la putréfaction et le développement des moisissures.

Il a recueilli les poussières de l'air sur des tampons de coton; quelques-uns de ces tampons ont été soumis, dans un tube, à l'action d'un courant d'air ozoné.

D'autre part, il a préparé, avec les précautions voulues, des flacons contenant du bouillon de levûre, liquide qu'on sait très apte au développement des organismes microscopiques.

Tous les flacons dans lesquels a été introduit un tampon de coton, non soumis à l'action de l'ozone, sont devenus troubles au bout de quelques jours. Tous ceux, au contraire, qui avaient reçu du coton ayant séjourné dans l'ozone, étaient encore limpides après vingt jours de conservation.

Ces expériences permettent de conclure que tous les germes, en suspension dans l'air, capables de se développer dans le bouillon de levûre, sont tués par l'ozone. (*Bulletin de la Société de chimie*, XXXV, p. 290, 1881.)

Divers autres expérimentateurs, MM. Billard, Berigny, Silbermann, avaient cru constater que, pendant les épidémies de choléra, l'ozone faisait défaut dans l'atmosphère. M. Wolf, directeur de l'observatoire de Berne, a ainsi formulé, en 1885, le résultat de ses observations : « Une inflexion rapide de la courbe de l'ozone est suivie d'une augmentation considérable de la mortalité. » (*Compte rendu de l'Académie de médecine de Paris*, t. XL, p. 419.)

Ces déclarations, faites par des savants aussi connus et aussi estimés, nous dispensent d'insister plus longuement sur le rôle important que doit jouer notre appareil, tant au point de vue hygiénique qu'aux points de vue antiseptique et curatif, puisqu'il nous permet d'introduire, dans les voies respiratoires du malade, un air constamment purifié, ozoné et médicamenté, suivant les indications des médecins.

C'est ainsi qu'on peut faire respirer aux malades un air purifié et ozoné, chargé des principes salutaires de l'Iode, de l'Iodoforme, du Goudron, du Pin, de l'Acide Phénique, de la Térébentine de Venise, de l'Eucalyptus, du

Coaltar, du Thymol, de la Créosote, du Benjoin, du Camphre, du Camphre bromé, etc.

Cette manière d'agir doit nécessairement avoir une action puissante sur le sang qui vient, pendant tout le temps de l'inhalation, s'imprégner, dans les poumons, des principes antiseptiques introduits par les voies respiratoires.

Notre appareil a donc pour fonctions :

1° D'introduire directement dans les voies respiratoires un air constamment purifié et absolument débarrassé des corpuscules de toutes natures, en suspension dans l'atmosphère, avant d'être ozoné et chargé de principes médicamenteux appropriés à l'affection qu'il s'agit de combattre;

2° De chasser, constamment, les produits de l'expiration pulmonaire ainsi que tous les miasmes qui peuvent se trouver dans la salle d'inhalations.

Son but est donc d'activer la revivification du sang dans les poumons et, en même temps, de détruire les germes auxquels sont attribuées les diverses maladies des organes respiratoires.

Description de l'appareil inhalateur.

Cet appareil est vu de coupe fig. 1, et de plan fig. 2.

L'air, pris au dehors, dans un jardin, entre dans un filtre A, muni d'une couche de coton étendue sur une toile métallique. Ce coton a pour but d'arrêter, au passage, les corps en suspension dans l'atmosphère, capables de troubler la pureté de l'air.

Cet air vient ensuite frapper un liquide antiseptique que renferme une cupule pour, de là, continuer sa route.

L'air extérieur dont nous venons de parler est aspiré à l'aide d'un ventilateur B′ fermé à tout autre gaz; ce ventilateur refoule l'air dans le tube ascensionnel C, qui le conduit dans la cloche D, contenant à l'intérieur un système d'appareil électrique propre à ozoner l'air, au passage, par la mise en jeu d'une bobine de tension F, actionnée par une pile électrique E, placées toutes deux sous le support de l'appareil inhalateur.

L'air, ayant passé dans l'appareil ozoneur contenu sous la cloche D, repasse dans une grande cloche centrale G, s'y accumule pour être distribué, à l'aide de valves H, placées sur

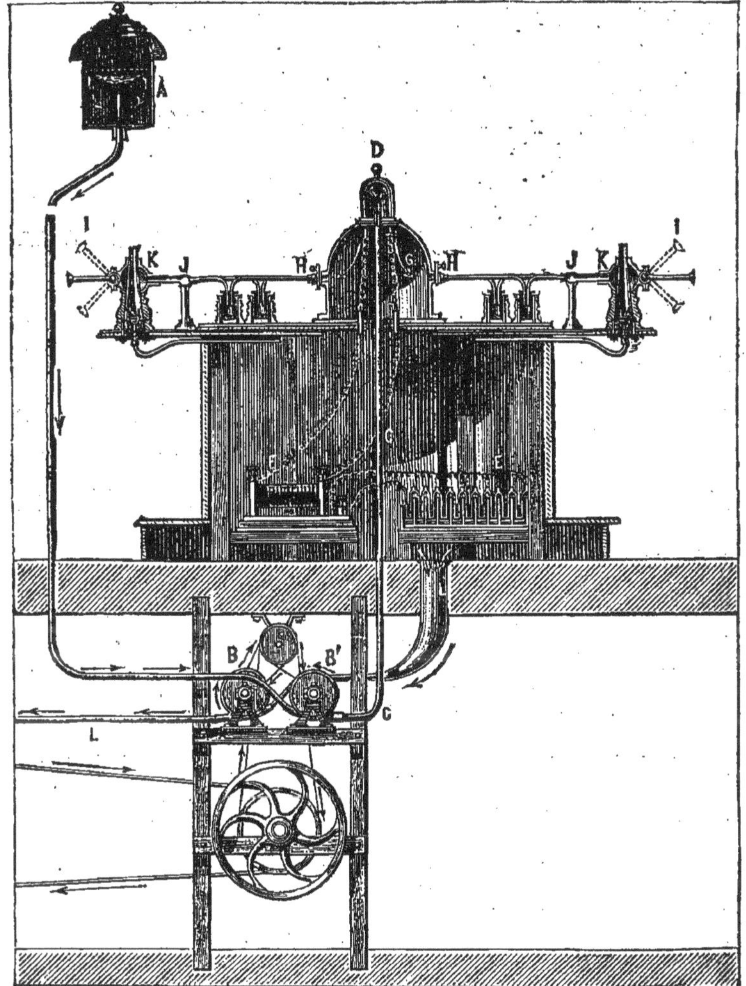

Fig. 1 (de coupe).

le pourtour de la cloche G, dans des tubes en verres recourbés qui plongent dans des récipients munis de médicaments pour, de là, se rendre aux tubes inhalateurs I, vus de plan et

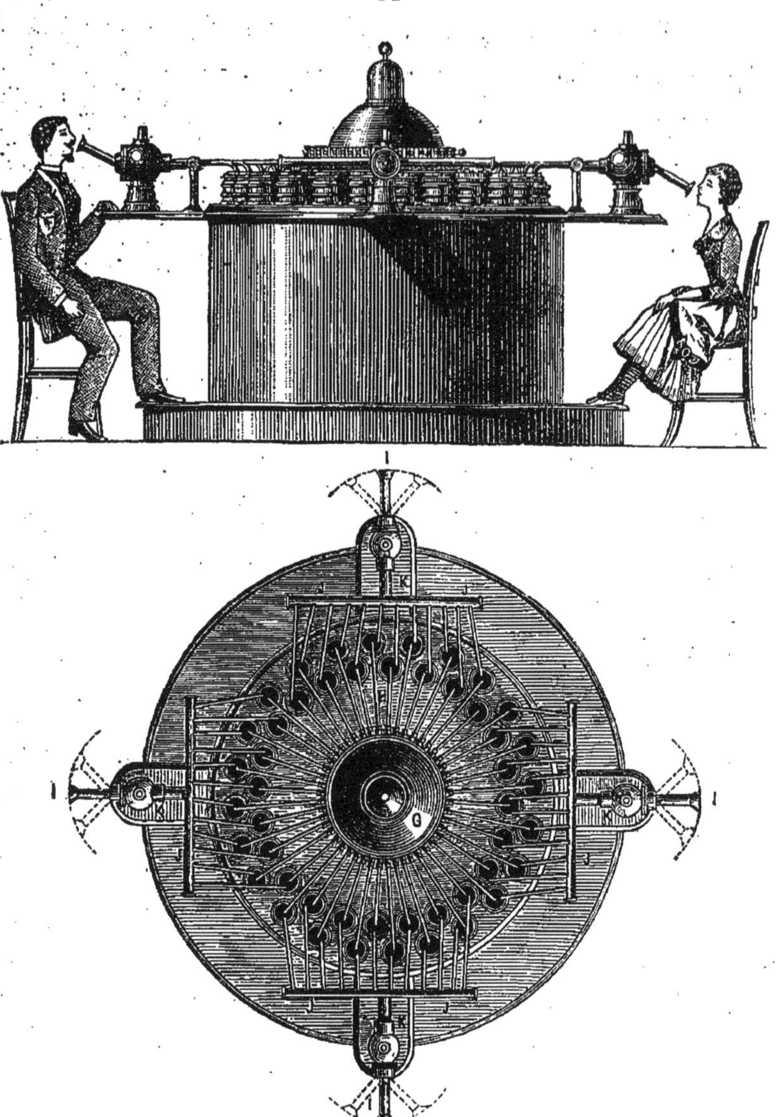

Fig. 2 (de plan).

de coupe. L'ouverture d'une ou de plusieurs valves H, établit une communication entre l'air ozoné et les agents appropriés, ce qui permet de les associer pour l'inhalation.

L'air ozoné, médicamenté ou non, peut donc, ainsi se rendre dans une des rampes J, pour, de là, passer dans une des sphères K contenant un système de chauffage destiné à établir une température en équilibre avec celle du malade et variable selon les cas.

Les tubes inhalateurs I sont terminés par des pièces mobiles à rotule, qui permettent de les mouvoir dans tous les sens.

Chacun de ces tubes inhalateurs est en rapport avec 12 récipients contenant des médicaments, soit 48 récipients pour les 4 tubes inhalateurs qui, à l'aide de valves H ouvertes, peuvent entrer en jeu. Le rejet des gaz provenant de l'expiration des malades s'obtient par un rappel de ces gaz, dû au jeu d'un second ventilateur B actionné par le même moteur qui met en mouvement le ventilateur B'.

Ces gaz s'échappent par la tubulure L, située en bas du parquet, pour être portés à la partie opposée et la plus éloignée de la prise d'air.

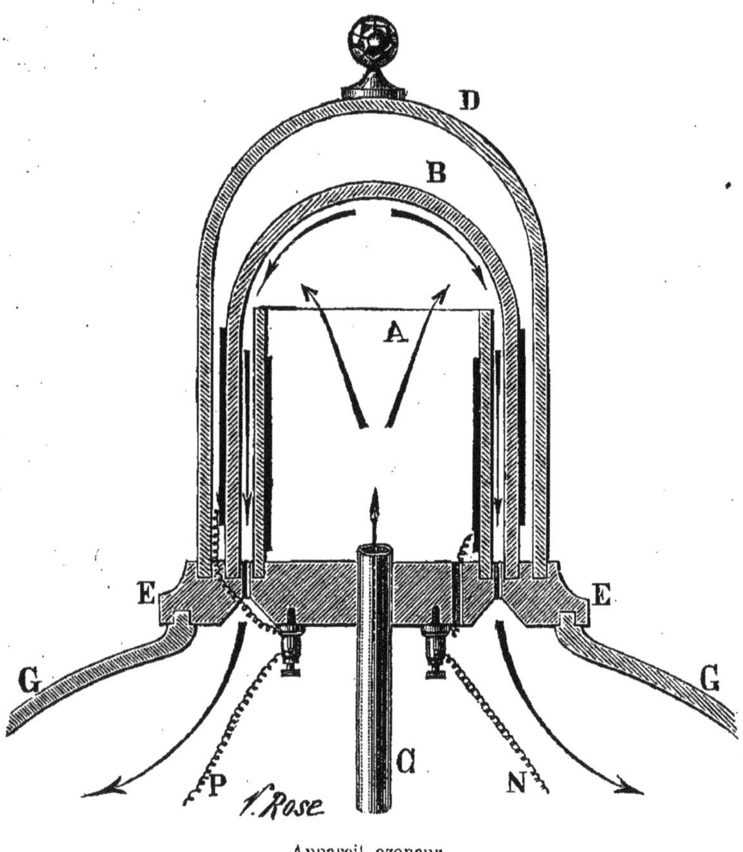

Appareil ozoneur.

Appareil ozoneur.

L'appareil servant à produire l'ozone se compose :

1° D'un socle en ébonite E dans lequel se

trouvent ménagées des rainures circulaires destinées à recevoir la circonférence inférieure d'un cylindre en verre et celles de deux cloches concentriques.

2° D'un cylindre A en verre garni, à l'intérieur, d'une feuille d'étain.

3° D'une cloche B, garnie, à l'extérieur, d'une feuille d'étain.

La cloche B et le cylindre A viennent s'adapter dans les rainures circulaires du socle en ébonite E à un intervalle de cinq millimètres.

Les feuilles d'étain sont reliées à une bobine d'induction au moyen de fils conducteurs P, N.

Le fil P communique avec le pôle positif de la bobine d'induction.

Le fil N communique avec le pôle négatif de la bobine d'induction.

4° D'une cloche D en verre servant à isoler et à recouvrir le tout.

5° Dans l'intervalle laissé entre le cylindre A et la cloche B des ouvertures sont ménagées, à seule fin de laisser passer l'air ozoné dans la cloche G en bronze nickelé, qui sert de réservoir, au fur et à mesure de sa production.

6° Le tube C traversant le socle d'ébonite E sert à amener dans la cloche B l'air projeté par un ventilateur.

Cet air frappe le sommet de la cloche B et est forcé de passer entre la cloche B et le cylindre A.

Si, à ce moment, l'on met en marche la bobine d'induction; l'électricité d'induction monte par les deux fils P, N, et le fluide, tendant à s'équilibrer, rencontre une résistance due à l'épaisseur du verre qui le force à se reconstituer sous forme d'étincelle obscure sur toute la surface garnie par les feuilles d'étain.

Alors l'oxygène de l'air électrisé se transforme en ozone.

Je crois devoir signaler à l'Académie un appareil à l'aide duquel je produis, par un courant d'électricité statique, la pulvérisation des liquides hygiéniques et antiseptiques destinés aux inhalations.

Description de l'appareil pulvérisateur.

Cet appareil se compose :

1° D'une sphère A, en verre munie de quatre ouvertures B, B', B'', B'''.

2° De deux tubes C, C' à réservoir D, D' dont les extrémités inférieures sont effilées en tubes capillaires $^{c, c'}$; ces deux tubes sont coudés à 45° et s'ajustent au moyen de bouchons en caoutchouc, qu'ils traversent dans les deux ouvertures B, B', de façon à ce que leurs extrémités capillaires soient en regard l'une de l'autre à la distance d'un centimètre dans l'intérieur de la sphère A.

L'ouverture B''' sert à recevoir l'air purifié projeté par un ventilateur, l'autre ouverture B'' est munie d'un embouchoir, en forme d'entonnoir, qui sert à diriger le liquide pulvérisé par le courant d'électricité statique.

3° L'appareil est monté sur un pied, à coulisse, servant à élever où à abaisser l'embouchoir au niveau des voies respiratoires du malade.

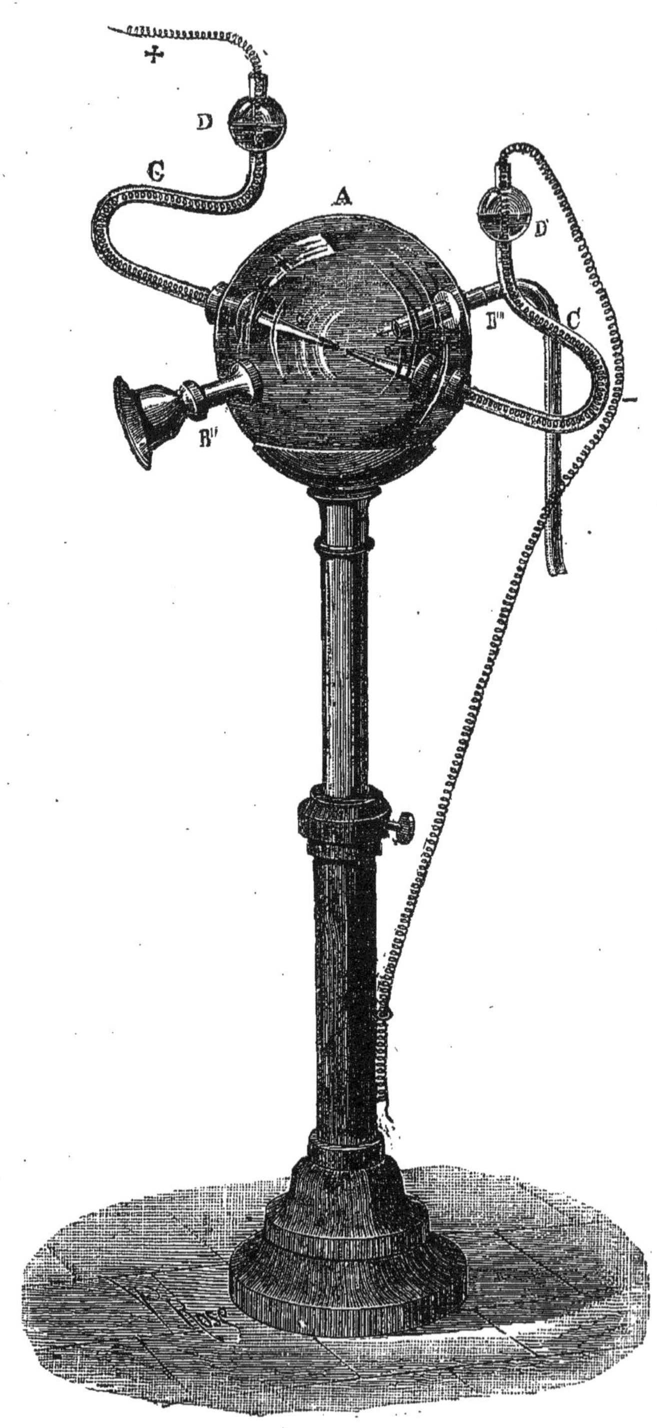
+
D
G
A
D'
C

Fonctionnement de l'appareil pulvérisateur.

1° On introduit dans les deux tubes C, C′, à réservoir D, D′, le liquide à pulvériser.

2° L'on met en rapport le tube C avec le positif d'une machine statique et l'autre tube C′ en communication avec le sol, alors, aussitôt la machine électrique en mouvement, le liquide, contenu dans les deux tubes, C, C′ se charge d'électricité, et l'échange ne pouvant se faire que par les pointes capillaires, e.c′ il arrive que le liquide positif, en se jetant sur celui qui est négatif, divise les molécules du liquide et le réduit en une poussière excessivement ténue. L'air arrivant dans l'intérieur de la sphère A, par l'ouverture B‴ projette le liquide pulvérisé, par l'ouverture B″, de façon à ce que le malade puisse le respirer au fur et à mesure de sa production.

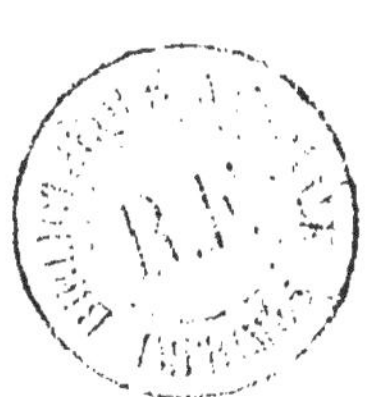

PARIS. — E. DE SOYE ET FILS, IMPR., 18, R. DES FOSSÉS-S.-JACQUES.

ÉTABLISSEMENT DYNAMOTHÉRAPIQUE

DU

DOCTEUR H. HUGUET (DE VARS)

27, RUE DE LONDRES, PARIS

Inhalations et Pulvérisations : de 9 h. du matin à 6 h. du soir.

Electricité statique et Electricité dynamique : de 9 h. du matin à 6 h. du soir.

www.ingramcontent.com/pod-product-compliance
Ingram Content Group UK Ltd.
Pitfield, Milton Keynes, MK11 3LW, UK
UKHW020458220726
13923UKWH00006B/2616

9 782019 272937